Mehul Bagde
Dipansu Sahu
Lalit Chaudhary

Probióticos: Um Acelerador Eficaz para a Absorção de Cálcio

Mehul Bagde
Dipansu Sahu
Lalit Chaudhary

Probióticos: Um Acelerador Eficaz para a Absorção de Cálcio

Probióticos

ScienciaScripts

Cover image: www.ingimage.com

This book is a translation from the original published under ISBN 978-620-7-63956-4.

Publisher:
Sciencia Scripts
is a trademark of
Dodo Books Indian Ocean Ltd. and OmniScriptum S.R.L publishing group

120 High Road, East Finchley, London, N2 9ED, United Kingdom
Str. Armeneasca 28/1, office 1, Chisinau MD-2012, Republic of Moldova, Europe
Printed at: see last page
ISBN: 978-620-7-86489-8

Probióticos: Um Acelerador Eficaz para a Absorção de Cálcio

Sr. Mehul P. Bagde[1] , Dr. Dipansu Sahu[2] , Sr. Lalit Chaudhary[3]
[1] Professor Assistente, Shree Naranjibhai Lalbhai Patel College of Pharmacy, Umrakh. Bardoli.
Gujarat 394345

[2]Professor Associado, Faculdade de Farmácia Shree Naranjibhai Lalbhai Patel, Umrakh. Bardoli.
Gujarat 394345

[3]Professor Assistente, Shree Naranjibhai Lalbhai Patel College of Pharmacy, Umrakh. Bardoli.
Gujarat 394345

Endereço para correspondência

Nome: Sr. Mehul Padmakar Bagde

Designação: Professor assistente

Organização: Faculdade de Farmácia Shree Naranjibhai Lalbhai Patel Campus Vidyabharti Estrada Bardoli- Mota, Umrakh, Gujarat 394345

Contacto n: +91-7721959183

Correio eletrónico: mehul58135813@gmail.com

Índice

1. Introdução

Embora a história do iogurte seja incerta, documentos da antiguidade indicam a utilização de leite fermentado pelas suas vantagens para a saúde, que remontam ao período védico e podem ser encontrados nos arquivos indianos Ayurveda de aproximadamente 6000 a.C. (Brothwell D. R. 1998). No entanto, existem poucas fontes que indicam como o iogurte foi criado na Mesopotâmia cerca de 5000 a.C. O prémio Nobel Metchnikoff cunhou o termo "probióticos" em 1907 e propôs que o consumo regular de iogurte é a chave para uma vida longa. O livro "The Prolongation of Life" (O Prolongamento da Vida) de Elli Metchnikoff, publicado em 1908, desencadeou uma onda de interesse científico pelos probióticos. A primeira experiência clínica para examinar o impacto dos probióticos na obstipação foi realizada na década de 1950, e o Departamento de Agricultura dos EUA concedeu uma licença para um produto probiótico como resultado. A primeira investigação clínica sobre os efeitos dos probióticos na obstipação foi realizada nos anos 50 e o Departamento de Agricultura dos Estados Unidos concedeu a um produto probiótico uma licença medicinal para tratar a infeção por E. coli, também conhecida como diarréia dos suínos. (Orrhage K. et. al., 1994) Os probióticos são "microrganismos vivos que, quando fornecidos em quantidades suficientes, conferem um benefício para a saúde do hospedeiro", segundo a OMS. Embora existam 10 milhões de células no corpo humano, existem 100 milhões de bactérias espalhadas por todo o corpo. (Gorbach S. 2002) Desde o início do século, os probióticos têm demonstrado o seu valor científico na melhoria da saúde humana e animal, diminuindo os sintomas de intolerância à lactose, reforçando o sistema imunitário, melhorando a saúde intestinal, diminuindo a alergia e reduzindo o risco de cancro. (Parvez S. et. al., 2006) O superorganismo microbioma humano é constituído por uma comunidade diversificada e vibrante de bactérias que vivem nos seres humanos e que servem de reservatório único. Mais de 100-1000 tipos diferentes de micróbios vivem no intestino humano, influenciando largamente o ambiente interno do hospedeiro e, em última análise, afectando a sua saúde geral. Esta espantosa relação simbiótica deu origem a muitos estudos neste domínio. Mais precisamente, estes organismos influenciam as reacções cérebro-intestino, desempenham papéis importantes na função defensiva e no catabolismo e anabolismo da eupepsia. A eficácia dos medicamentos existentes tem sido reduzida devido à formação de um amicrobioma resistente e tolerante aos fármacos e antibióticos convencionais. Para além disso, parece que os suplementos multiplex mediados pela biotecnologia contemporânea e nanoencapsulados são caros e incómodos. (Kerry R. G. et. al., 2018) O domínio dos probióticos é um domínio em evolução. Os probióticos foram apresentados pela primeira vez ao mundo como um ingrediente funcional em produtos lácteos, cereais de pequeno-almoço e snacks. Desconhecido para muitos, os probióticos oferecem benefícios para a saúde que vão para além do âmbito do apoio à saúde digestiva. A investigação continua a surgir, apoiando a utilização de diferentes estirpes de probióticos numa variedade de condições. A investigação sugere agora que estas bactérias "saudáveis" têm efeitos benéficos nas disfunções gastrointestinais, incluindo a diarreia, bem como no sistema imunitário e em doenças como a alergia, em crianças, adultos e na cavidade oral. A investigação no horizonte desenvolverá uma melhor compreensão dos conceitos de como os micróbios colonizadores e os probióticos podem influenciar a saúde humana. (Singh K. et. al., 2011)

1.1. Características ideais dos probióticos

(Oyetayo V. O. 2005), em 1989, enumerou as seguintes características de um bom probiótico

1. Deve ser uma estirpe capaz de exercer um efeito benéfico no animal hospedeiro, por exemplo, maior crescimento ou resistência a doenças.
2. Deve ser não patogénico e não tóxico.
3. Deve estar presente sob a forma de células viáveis, de preferência em grande número.
4. Deve ser capaz de sobreviver e metabolizar no ambiente intestinal, por exemplo, resistência a pH baixo, ácidos orgânicos e bílis.
5. Deve ser estável em condições de armazenamento e de campo. E o microrganismo tem de ser caracterizado microbiologicamente e submetido a ensaios clínicos aleatórios.
6. Principalmente, tem de ser de origem humana, demonstrando cientificamente efeitos fisiológicos benéficos e provando ser seguro para uso humano. Além disso, tem de ser efetivamente capaz de aderir ao tecido alvo. (Salminen S. et. al., 1998)

1.2. Benefícios dos probióticos

Os probióticos são conhecidos por conterem microrganismos vivos que tendem a exercer efeitos benéficos sobre a população microbiana do TGI. Os micróbios probióticos mais comummente definidos são os membros dos géneros Lactobacillus e Bifidobacterium, bem como as bactérias do ácido lático e as bactérias não-lácticas. (Otle S) Os probióticos têm inúmeras vantagens e funções no organismo humano, sendo a principal vantagem a capacidade de manter um equilíbrio adequado entre os agentes patogénicos e as bactérias necessárias para o funcionamento normal. Este efeito positivo é também utilizado para restaurar a microbiota natural do intestino após a terapia com antibióticos. (Cremonini F. et. al., 2002) Outro papel dos probióticos é o de contrariar as actividades das bactérias intestinais patogénicas que foram causadas por alimentos e ambiente contaminados. Foi relatado que os micróbios probióticos aumentam a eficiência do sistema imunológico, melhoram a absorção de vitaminas e minerais, além de gerar ácidos orgânicos e aminoácidos. (Markowiak P. 2017) Alguns probióticos podem produzir enzimas como a lipase e a esterase e as co-enzimas A, Q, NAD e NADP. Todas estas enzimas demonstraram possuir propriedades antibióticas (acidofilina, bacitracina e lactacina, uma bacteriocina) (Prabhurajeshwar C. 2019), anticancerígenas (Górska A. et. al., 2019) e imunossupressoras. (Kothari D. et. al., 2019) A saúde óssea depende do ciclo de remodelação óssea e do equilíbrio da formação óssea pelos osteoblastos e do processo de reabsorção óssea pelos osteoclastos. Estes processos são regulados por hormonas, células imunitárias e pelo sistema gastrointestinal, enquanto o intestino saudável é conhecido pela absorção de minerais (cálcio, fósforo) e subsequente mineralização óssea. (McCabe L. R. 2018) Além disso, o intestino também produz fatores endócrinos, como incretinas e serotoninas, que sinalizam (crosstalk) para as células ósseas. Um ensaio de controlo aleatório demonstrou que o Lactobacillus reuteri reduziu a perda óssea em mulheres idosas com idades compreendidas entre os 75 e os 80 anos com baixa densidade mineral óssea na Suécia. (Nilsson A. et. al., 2018) Do mesmo modo, um suplemento probiótico multiespécie (cápsula Gerilact) abrandou a taxa de renovação óssea em mulheres pós-menopáusicas com idades compreendidas entre os 50 e os 72 anos no Irão. (Jafarnejad S. et. al., 2017) Além disso, quando o probiótico é combinado com isoflavonas biodisponíveis, melhora o metabolismo do estrogénio e o estado de saúde óssea em mulheres pós-menopáusicas. (Lambert M.N.T. et. al., 2017)

2. Importância do cálcio para a saúde humana

De acordo com um dos inquéritos (realizado entre 1963 e 2005), a população de 337,68 milhões de pessoas que vivem em 0,39 milhões de aldeias em 22 estados indianos foi objeto do relatório publicado no Indian Journal of Medical Research em 2008 com o título Nutritional Bone Disease in Indian Population. O relatório revelou que mais de 4 lakh pacientes tinham sido diagnosticados com distúrbios do metabolismo ósseo e mineral, mais de 20.000 pacientes tinham sido diagnosticados com doenças ósseas nutricionais e metabólicas, mais de 17 mil pacientes tinham sido diagnosticados com fluorose esquelética endémica e 41 pacientes tinham sido diagnosticados com uma doença óssea rara não identificada. Este importante estudo a longo prazo demonstrou a necessidade de uma ingestão e absorção adequadas de cálcio. Cerca de 90% do cálcio está envolvido no desenvolvimento do osso, incluindo a produção óssea e a resistência fisiológica do tecido esquelético. O cálcio é essencial para o desenvolvimento dos ossos e dos dentes. Transmissão nervosa, coagulação sanguínea (fator IV), contração muscular, permeabilidade e integridade das membranas, ativação enzimática, libertação de hormonas, etc. (Satyanarayana U., Beto J.A. 2015)

Tabela 1. Espécies de probióticos comumente usadas para uso humano (Parvez S. et., 2006, Solanki H.K. et. al., 2012, Fontana L. et. al., 2013)

Lacto-bacillus	*Bifido-Bacterim*	*Strepto-Coccus*	*Entero-coccus*
L.acidophilus	*B.bifidum*	*Strep. Cremoris*	*E.faecium*
L.rhamnosus	*B.breve*	*Strep. diacetylactis*	*E.faecalis*
L.brevis	*B.bifidus,*	*Strep. intermedus*	–
L.gallinarum	*B.adolesceNtis*	*Strep.salivarius*	–
L.bulgaricus	*B.longum*	–	–
L.plantarum	*B.lactis*	–	–
L.casei	*B.infantis*	–	–
L. GG	–	–	–
L. fermentum	–	–	–
L.reuteri	–	–	–

3. Probióticos na saúde humana

As culturas microbianas têm sido utilizadas há milhares de anos na fermentação de alimentos e bebidas alcoólicas e, no último século, têm sido objeto de escrutínio científico pela sua capacidade de prevenir e curar uma variedade de doenças. Este facto levou à criação do termo probióticos. Hoje em dia, os probióticos estão disponíveis numa variedade de produtos alimentares e suplementos e têm amplas aplicações no controlo do colesterol, cancro e alergias. (Suvarna V.C. 2005) Certas bactérias, conhecidas como probióticos, têm tido um efeito amplamente benéfico na saúde das pessoas; tendo em conta os seus benefícios, têm sido misturadas com uma grande variedade de alimentos desde há várias décadas. A capacidade dos probióticos para modificar a resposta imunológica do hospedeiro, antagonizar micróbios patogénicos ou competir por locais de adesão com microrganismos patogénicos está relacionada com a ação dos probióticos contra os microrganismos. As infecções do aparelho digestivo, o intestino irritável, a intolerância à lactose, as alergias, as infecções do trato urogenital, a fibrose quística e vários cancros podem ser prevenidos e tratados com a utilização de probióticos. Estes podem reduzir os efeitos secundários de vários anticorpos. No domínio da saúde oral, a cárie dentária, a doença periodontal e o mau hálito podem ser prevenidos e tratados com a utilização de probióticos. Os resultados de vários destes estudos clínicos indicam que os probióticos podem ser benéficos no tratamento e na prevenção de várias doenças e problemas de saúde. É necessária a validação de um número significativo destas investigações clínicas antes de os resultados poderem ser aplicados ao contexto clínico. Os estudos clínicos desempenham um papel importante nessas investigações e, num futuro não muito distante, os resultados desses ensaios determinarão se os probióticos são ou não eficazes no tratamento de doenças. Este artigo tentará fornecer um resumo da literatura disponível sobre os benefícios que estes probióticos têm no que respeita à saúde e à doença. Os probióticos são alimentos e/ou suplementos que contêm micróbios não patogénicos, tais como bactérias e leveduras, que colonizam o intestino e podem potencialmente produzir uma variedade de benefícios para a saúde. A investigação sobre as várias formas em que as bactérias probióticas podem ser utilizadas no tratamento de perturbações intestinais está em curso. Graças a estudos clínicos e experiências laboratoriais, sabemos agora mais sobre a forma como os probióticos afectam as perturbações do microbioma intestinal. Os estudos podem provar que os probióticos podem aliviar uma variedade de doenças gastrointestinais e melhorar a saúde geral. Este artigo concentra-se nos probióticos e nos micróbios comensais, bem como no seu potencial papel nas doenças relacionadas com o microbioma intestinal. Nesta secção, assinalamos certas áreas que necessitam de mais trabalho e estudos, de modo a melhorar a nossa compreensão de como os probióticos ajudam no tratamento e na redução das probabilidades de doenças gastrointestinais. (Harsh B. et. al., 2022) No trato gastrointestinal, encontra-se o seu bem conhecido benefício de melhorar a nossa digestão e reduzir a quantidade de colesterol. As suas outras utilizações envolvem o tratamento da diarreia e a prevenção de doenças inflamatórias intestinais. Além disso, os benefícios incluem a prevenção de cáries dentárias e o fortalecimento do nosso sistema imunitário, especialmente durante condições alérgicas. O crescimento constante de microorganismos nocivos também pode ser inibido pelos probióticos até certo ponto. A Bifidobacterium cria glutamina, que preserva a integridade da mucosa e melhora as defesas da barreira mucosa. (Seo. et. al., 1989, Kotsinas A. et. al., 1993) Muitos estudos provaram que os probióticos ajudam a lidar com diferentes tipos de diarreia, como a diarreia dos viajantes, a diarreia induzida por antibióticos e a diarreia relacionada com o rotavírus em crianças pequenas. (Saavedra J.M. et. al., 1994, Black F.T. et. al., 1988) A síndrome do intestino irritável tem uma causa mal compreendida e, por conseguinte, o tratamento destas pessoas é um desafio. No entanto, a introdução da estirpe PR88 de Enterococcus como probiótico oral revelou uma melhoria clínica nos doentes. A investigação tem persistido na utilização de probióticos e conduziu a alguns resultados intrigantes sobre os probióticos e a sua utilização em condições complexas. (Niedzielin 1998)

3.1. Papel dos probióticos nas doenças do microbioma associado ao intestino humano

A disbiose microbiana é um termo utilizado para descrever um desequilíbrio na estrutura e função dos microrganismos intestinais. (Carding S. et. al., 2015) O uso de antibióticos, as infecções bacterianas e as mudanças na dieta contribuem para o problema, que se tornou mais prevalente na era moderna. A síndrome do intestino irritável (SII), a doença celíaca e outras doenças intestinais estão associadas à falta de bactérias úteis no intestino. Os probióticos benéficos no trato gastrointestinal inibem os micróbios patogénicos de tentarem infiltrar-se e crescer, competindo por espaço e recursos. (Ouwehand A.C.et. al., 2000) O restabelecimento de micróbios comensais saudáveis e a tentativa de prevenir infecções em pacientes após terapia antibiótica estão entre os usos mais vitais dos probióticos. São normalmente utilizados para curar a diarreia associada a antibióticos (DAA), que ocorre sempre que a comunidade microbiana é perturbada. Clostridioides difficile resistente a carbapenem (anteriormente Clostridium difficile), uma bactéria causadora de doença, é uma das principais causas de DAA. Análises anteriores e meta-análises demonstraram que os probióticos, quando utilizados em conjunto com outros tratamentos, podem ajudar a evitar a DAA em doentes de qualquer grupo etário (Ouwehand A.C. et. al.,

2000). Os probióticos ajudam a parar a diarreia induzida por C. difficile tanto em adultos como em crianças. (Blaabjerg S. et. al., 2017, Vanderhoof J.A. et.al., 1999) Não foi percetível um aumento da probabilidade de efeitos secundários nas conclusões deste estudo, segundo as quais o diagnóstico com probióticos pode reduzir a incidência de DAA em 51%. Além disso, um estudo sobre este tópico demonstrou que o Lactobacillus rhamnosus e o Saccharomyces boulardii são considerados altamente eficazes na proteção da DAA.

4. Fonte dietética de cálcio

Leite e produtos lácteos, queijo duro, iogurte, queijo cottage, vegetais de folha verde como couve, mostarda e couve-galega, sardinhas enlatadas com ossos, frutos secos, nozes e sementes (como figos, amêndoas e nozes de soja) e leguminosas são alguns exemplos de alimentos ricos em cálcio (ervilhas, feijões e lentilhas). Atualmente, existe uma variedade de refeições e bebidas que foram fortificadas com cálcio, etc. (Dietary guidelines for Indians: http://ninindia.org/dietaryguidelines forninwebsite.pdf, USDA national nutritional database: http://www.nal.usda.gov/fnic/foodcomp/Data/SR17/wtrank/sr17w301.pdf, Calcium dietary supplement fact sheet: supplements.info.nih.gov/ factsheets/calcium.asp) Cerca de 70% do cálcio provém do leite e dos produtos lácteos, 16% dos vegetais de folha verde e dos frutos, e 6-7% das necessidades de cálcio são totalmente satisfeitas pela água potável, incluindo a água mineral. (Guéguen L. 2000) A prevalência global de perturbações metabólicas, incluindo hipertensão, dislipidemia, resistência à insulina, fígado gordo não alcoólico e doenças cardiovasculares, parece afetar pessoas de todas as idades, ultrapassando as barreiras nacionais, económicas e demográficas. Por conseguinte, a prevenção das doenças metabólicas é considerada de importância primordial. O papel dos nutrientes na dieta, incluindo vitaminas e minerais, é uma das medidas preventivas recomendadas contra as doenças metabólicas na sociedade moderna. Recentemente, o cálcio dietético, um nutriente comum, não só mostrou um efeito benéfico contra a obesidade através da gestão do peso, como também ganhou grande atenção contra o risco de doenças metabólicas. Embora o cálcio alimentar demonstre vários efeitos benéficos contra as doenças metabólicas, foram também comunicados alguns resultados inconsistentes. (Das S. et. al., 2021)

5. Fenómeno de absorção intestinal de cálcio

Para além da idade da fonte de cálcio, o tempo de trânsito, a quantidade de cálcio consumida, o conteúdo intestinal e o tipo de alimento também têm um impacto significativo na biodisponibilidade do cálcio. Um catião divalente chamado cálcio encontra-se nos alimentos sob a forma de sal. O cálcio deve estar num estado ionizado para que possa ser absorvido. O cálcio é absorvido por dois mecanismos de transporte diferentes: a via paracelular e a via transcelular. (Fullmer C.S. 1992) A) A via transcelular, também conhecida por via saturável, é um processo em várias etapas que envolve o movimento do cálcio ionizado do lúmen para os enterócitos através da membrana microvilar e do citosol, o transporte ativo do enterócito para a lâmina própria e, em seguida, a circulação sistémica. O cálcio citosólico reforça a via transcelular do cólon e dos componentes do TGI. Para além da fonte de cálcio, a idade, o tempo de trânsito, a quantidade de cálcio consumida, o conteúdo intestinal e o tipo de alimento também têm um impacto significativo na biodisponibilidade do cálcio. (Younes H. 1996) É na zona do cólon do TGI que ocorre 10% da absorção total de cálcio. (Satyanarayana U.) De acordo com estudos, o consumo de probióticos melhora a capacidade do cólon para absorver cálcio através da fermentação. A via paracelular de absorção de cálcio funciona principalmente quando estão presentes níveis mais elevados de cálcio dietético no local de ação e, se houver menos cálcio presente no local de absorção, este é absorvido através da via saturável.

Tabela 2. Probióticos utilizados comercialmente Lactobacilos e Bifido-bactérias (Peng J.B. et. al., 1999, Guarner F. et. al., 2012)

Strain	Country	Company
Lactobacillus rhamnosus GG	Finland	Valio Dairy,Helsinki
Lactobacillus johnsonii Lal	Switzerland	Nestle, Lausanne
Lactobacillus casei Shirota	Japan	Yakult, Tokyo
Lactobacillus acidophilus NCFM	USA	Rhodia, Madison
L. casei CRL-43i Gilliland(La-Mo)	USA	Chr. Hansens,Wisconsin
Lactobacillus reuteri SD 2112	USA	BioGaia, NorthCarolina
Lactobacillus plantarum 299V	Sweden	Probi, Lund
L. rhamnosus 271and L. casei DN 014001	France	Danone
Lactobacillusdelbruekii Subsp bulgaricus2038 and Streptococcus thermophilus 1131	Japan	Meiji milkproducts,Tokyo
Lactobacillusacidophilus SBT-2062 and Bifidobacterium longum SBT-2928	Japan	Snow brand milk

6. Factores que inibem a absorção de cálcio

Uma dieta rica em fitato e oxalato dificulta a absorção de cálcio ao formar sais insolúveis com o mineral. Os rácios ideais entre o cálcio e o fosfato para uma absorção eficiente do cálcio são de 1:2 e 2:1, enquanto uma maior ingestão de fosfato na dieta provoca o desenvolvimento de fosfato de cálcio insolúvel, que inibe a absorção do cálcio. É produzido um sabão de cálcio insolúvel quando os ácidos gordos livres reagem com o cálcio devido a uma absorção deficiente de gordura, o que altera a forma como o cálcio é absorvido. A absorção de cálcio é afetada negativamente por um pH mais elevado (um estado alcalino). O aumento do teor de fibra alimentar dificulta a absorção de cálcio. (Satyanarayana U, Nordin B.C. et. al., 2004)

7. Papel dos componentes do leite na absorção de cálcio e na manutenção da saúde óssea

O aumento do pico de massa óssea durante a adolescência e a redução da perda óssea na vida adulta são duas abordagens para reduzir o risco de osteoporose com o envelhecimento. A osteoporose afecta uma grande parte da população idosa em todo o mundo e a sua incidência está a aumentar. O consumo de leite é uma estratégia aceite na construção do pico de massa óssea e, por conseguinte, pode reduzir o risco de osteoporose. Na infância, o cálcio, o fósforo e os factores de crescimento são os componentes importantes para apoiar o crescimento ósseo, mas nos adultos a influência positiva na densidade/manutenção óssea pode também dever-se a outras proteínas/peptídeos bioactivos ou lípidos do leite que actuam diretamente no trato gastrointestinal (TGI). A lactose é conhecida por aumentar a absorção de cálcio; os galactooligossacáridos (GOS) são derivados da lactose e são oligossacáridos não digeríveis. Foi demonstrado que melhoram o equilíbrio mineral e as propriedades ósseas, para além de provocarem um aumento das bifido-bactérias no intestino, o que lhes confere um efeito prebiótico. A suplementação com leite fortificado e produtos lácteos com prebióticos adicionados aumentou a absorção de cálcio e magnésio e causou alguma modulação da microbiota intestinal em animais e humanos. Reconhece-se agora que o leite fermentado também contém componentes altamente activos, tais como vitaminas, péptidos, oligossacáridos e ácidos orgânicos. Nesta revisão, é discutido o papel do leite e dos seus componentes na melhoria da absorção de cálcio, apoiando assim a saúde óssea. Além disso, é feita alguma referência à importância de combinar os componentes benéficos inerentes ao leite com fortificantes/nutrientes que apoiarão a saúde óssea até à idade adulta. São apresentados novos dados que sugerem diferenças na diversidade do microbiota entre mulheres saudáveis e osteoporóticas. (Ilesanmi-Oyelere B.L. et. al., 2020) Os principais componentes dos produtos lácteos que demonstraram afetar a saúde humana são as proteínas (de soro de leite, caseína, fragmentos), a gordura [saturada/insaturada, ácidos gordos de cadeia curta (AGCC)], os minerais (cálcio, magnésio, fosfato), o sódio e os açúcares (lactose, galactose, glucose), bem como os componentes da membrana do glóbulo de gordura do leite (MFGM) (ou seja a membrana biológica que envolve as gotículas de lípidos do leite). (Thorning T.K. et. al., 2017) O valor nutricional do produto lácteo final tende a ser determinado pela fonte baseada no leite (idade, tipo de mamífero, alimentação e fase de lactação), tipo de processamento/preparação (condição de armazenamento, temperatura e duração do calor), bem como a fermentação e culturas utilizadas e quaisquer aditivos. (Geiker N.R. et. al., 2020)

Tabela 3. Lista de Ensaios Controlados que Utilizam Produtos Lácteos para Atenuar a Perda Óssea e Apoiar a Saúde Óssea em Adultos

Type of Dairy	No. of Subject	Age/Sex	Durations (Months)	Outcomes	References
Fortified Milk and Yogurt 3 servings per day	101	60.5 ± 0.7/F	12	Reduced PTH and CTX, increase in BMD	(Manios Y. et. al., 2007)
Milk	30	59.3 ± 0.3/F	1.5	Reduced PTH, CTX, PINP and osteocalcin	(Bonjour J. P. et. al., 2008)
High Protein Dairy	130	45.6 ± 8.9/F/ M	12	Attenuated Bone loss	(Thorpe M. P. et. al., 2008)
Fortified Fermented Milk (175 ml)	85	58.7 ± 0.3/F	0.5	Reduced Excretion of Nocturnal Deoxypyridinoline	(Adolphi B. et. al., 2009)

Skimmed Soft Cheese 2 Servings per day	37	84.8 ± 8.1/F	1	Reduced PTH, CTX and TRAP 5b and increased 25 (OH)D and IGF-1	(Bonjour J. P. et. al., 2008)
Fortified Milk	120	>55/F	4	Reduced PTH, CTX, PINP and osteocalcin	(Kruger M. C. et. al., 2010)
Milk (2X500 ml/d)	20	22.4 ± 2.4/F	3	Reduced PTH and CTX	(Josse A. R. et. al., 2010)
Fortified Milk	63	>55/F	3	Reduced CTX	(Kruger M. C. et. al., 2012)
Skimmed Soft Cheese 2 Servings (100 g/d)	71	56.6 ± 3.0/F	1.5	Reduced PTH, CTX and TRAP 5b and increased IGF-1	(Bonjour J. P. et. al., 2012)
Vitamin D and Calcium – Fortified Yogurt	89	85.5 ± 6.6/F	2	Reduced PTH, CTX and TRAP 5b	(Bonjour J. P. et. al., 2013)

8. Como os probióticos aumentam a biodisponibilidade do cálcio

Todos nós sabemos como é difícil consumir cálcio suficiente todos os dias. Embora inúmeras variáveis influenciem a biodisponibilidade do cálcio nos alimentos, este deve ser tomado como suplemento para promover a saúde óssea e prevenir doenças ósseas. Estar consciente das necessidades nutricionais diárias tornou-se também um componente importante que afecta a saúde óssea. De acordo com vários estudos, as duas doenças sarcopénia (perda de massa muscular) e osteoporose (perda de massa óssea) são responsáveis pelo envelhecimento; estas duas doenças têm um impacto significativo na boa aparência das pessoas à medida que envelhecem. É mais provável que as pessoas vivam mais tempo e tenham uma vida mais saudável se encararem a sarcopénia e a osteoporose como doenças importantes. (Scholz-Ahrens K.E. et. al., 2007) A biodisponibilidade do cálcio humano é influenciada por uma série de variáveis. Em termos gerais, pode ser dividida em duas categorias: exógenas e endógenas. As variáveis exógenas estão diretamente ligadas à alimentação, enquanto as variáveis endógenas estão associadas ao organismo. Os principais factores exógenos que influenciam a absorção do cálcio são as suas propriedades, incluindo o tipo e a quantidade, o estado de oxidação, a solubilidade, a presença de iões antagonistas (competitivos) e a presença de substâncias que facilitam ou impedem a absorção do mineral. (Klobukowski J.A. et. al., 2014) Os principais factores endógenos são as condições genéticas, a idade, o sexo, o estado fisiológico (como a gravidez ou a amamentação), o estado de fornecimento de minerais (stock), o estado emocional e as doenças, entre outros. De acordo com vários estudos, os probióticos promovem a saúde óssea ao aumentar a biodisponibilidade do cálcio. Para saber como os probióticos fazem isso e promovem a saúde dos ossos, continue a ler. Os ácidos gordos de cadeia curta, que são produzidos pelos probióticos e reduzem os níveis de hormonas paratiroideas, ao mesmo tempo que aumentam a solubilidade do cálcio acessível e minimizam a perda óssea. (Campbell

J .M. et. al., 1997, Parvaneh K. et. al., 2014) O aumento dos níveis de PTH promove a reabsorção óssea através da ativação dos osteoclastos. As melhores fontes de cálcio são os alimentos à base de cereais, mas o fitato pode reduzir a quantidade de cálcio facilmente acessível. Uma enzima chamada fitase, que é produzida pelos probióticos, liberta ativamente o cálcio que foi suprimido e aumenta a disponibilidade de cálcio no local de absorção. (Lan G.Q. et. al., 2002, Chiang S.S. 2011) Ao hidrolisar as ligações glicosídicas das refeições com atividade estrogénica nos intestinos, os probióticos como os Lactobacillus e as bifidobactérias melhoram a biodisponibilidade do cálcio em algumas dietas com atividade estrogénica. (Villa M.L. et. al., 1995) Como é sabido, as vitaminas desempenham um papel importante na regulação do metabolismo e da absorção intestinal; o folato e as vitaminas C, D e K estão ligados à absorção do cálcio, enquanto os probióticos estão ligados à produção de vitaminas e aumentam o metabolismo e a absorção do cálcio disponível. (Villa M.L. et. al., 1995, Weber 1999) Dependendo do tipo de probiótico utilizado, alguns probióticos podem criar péptidos bioactivos. Os péptidos bioactivos isoleucil-prolil-prolina (IPP) e valil-prolil-prolina (VPP), que incluem a prolina, são produzidos por Lactobacillus helveticus e podem aumentar a disponibilidade de cálcio. (Matar C. et. al., 1996) Além disso, embora certos péptidos probióticos não sejam absorvidos, podem estimular a libertação de minerais a partir de iões insolúveis e melhorar a absorção de cálcio. Os péptidos que contêm prolina, isoleucil-prolil-prolina (IPP) e valil-prolil-prolina (VPP), podem também atuar através da prevenção da formação de Angiotensina II (Ang II) a partir da Angiotensina I (AngI). Muitos dos estudos invitro demonstraram que a Angiotensina II estimula a reabsorção óssea e pode também atuar como vasoconstritor na vasculatura óssea, aumentando a perda óssea. (Weber 1999, Matar C. et. al., 1996, Ma Y.F., et. al., 1997) O stress oxidativo aumenta o desenvolvimento de osteoclastos, o que provoca a reabsorção óssea, de acordo com estudos. (Narva M. et. al., 2004) Ao reduzir a expressão do gene NF-kB, o stress oxidativo e a perda óssea, os probióticos como o Bifidobacterium longum isolado dos brócolos fermentados podem aumentar o estado antioxidante periodontal e assegurar a saúde dos ossos. Estudos demonstraram que o consumo de probióticos em quantidade suficiente reduz a inflamação intestinal e aumenta a densidade da massa óssea e a concentração mineral óssea. Uma estirpe probiótica, L. reuteri 6475, reduziu significativamente o nível de citocinas pró-inflamatórias (TNF, IL-1), o que aumentou a disponibilidade de cálcio através da mucosa intestinal e levou a um aumento da DMO. (Campbell J.M. et. al., 1997, Baek KH. et. al., 2010, McCabe L.R. et. al., 2013) Podemos inferir que os microrganismos intestinais têm um impacto substancial na saúde óssea. (Reddy M.S. et. al., 2011) Embora vários estudos tenham demonstrado que os probióticos têm um papel na proliferação celular, os problemas graves do TGI são causados por lesões da mucosa intestinal que reduzem a permeabilidade da mucosa e afectam a absorção de cálcio. Assim, o consumo de probióticos em quantidade suficiente tem um impacto importante na saúde óssea. (Sjogren K. et. al., 2012, Lin P.W. et. al., 2008, Zeng H. et. al., 2006, Guma M. 2012) Através da produção microbiana de metabolitos, enzimas ou síntese de vitaminas que estão envolvidos no metabolismo do cálcio e são necessários para a formação da matriz óssea, os probióticos trabalham para fortalecer os ossos e reduzir o risco de perda óssea e doenças.

(Yanagihara S. et. al., 2012, De Vrese M. 2008, Villa M.L. et. al., 1995, Hancock R. 2001) Os termos "biodisponibilidade" e "absorção" de um nutriente são por vezes utilizados indistintamente na literatura; no entanto, existe uma diferença importante entre eles. A absorção de um nutriente descreve o processo pelo qual o nutriente é transportado do lúmen gastrointestinal, através da mucosa intestinal, até à serosa (ver a secção seguinte que trata especificamente da absorção intestinal do cálcio). A biodisponibilidade de um nutriente, por outro lado, define a fração do nutriente ingerido que é utilizada para funções fisiológicas normais ou armazenada. Esta definição reconhece que um dos principais determinantes da biodisponibilidade é a proporção que é absorvida pelo trato gastrointestinal, mas que este não é o único fator que influencia a biodisponibilidade, uma vez que a utilização (ou falta de utilização) tecidular do nutriente absorvido pode variar drasticamente. Especificamente, no caso do cálcio, a biodisponibilidade pode ser definida como a quantidade de cálcio presente nos alimentos que pode ser absorvida e utilizada pelo organismo para as funções metabólicas normais. (Cashman K. 2003)

9. Estudos comprovam que os probióticos melhoram a saúde dos ossos

Os resultados de experiências utilizando os conhecidos probióticos Lactobacillus salivarius (UCC 118) e Bifidobacterium infantis (UCC 35624) na absorção de cálcio e no transporte transepitelial de cálcio em células Caco-2 semelhantes ao intestino humano em cultura revelaram que a UCC 118 e a E. coli, respetivamente, aumentaram significativamente o transporte de cálcio em comparação com o controlo. O estudo concluiu que as estirpes seleccionadas podem melhorar a absorção intestinal de cálcio, mas não o transporte de cálcio. (Gilman Jennifer. 2006) 27 amostras de produtos fermentados de leite de cabra e de vaca disponíveis no mercado foram testadas quanto aos níveis de cálcio, magnésio, fósforo e zinco. Foram também testadas nove amostras de um produto fermentado de leite de cabra com uma estirpe bacteriana probiótica, tendo este produto sido desenvolvido como Lactobacillus fermentum D3. Os resultados demonstraram que o leite fermentado com a estirpe bacteriana probiótica tinha uma biodisponibilidade mineral muito melhor do que os produtos fermentados de leite de cabra e de vaca disponíveis no mercado, incluindo cálcio, fósforo e zinco. Os testes in vitro mostraram que a estirpe D3 tem um nível mais elevado de biodisponibilidade mineral do que outros produtos fermentados à base de leite existentes no mercado, concluiu o investigador. (Bergillos-Meca T. et. al., 2013) De acordo com um estudo, a atividade das enzimas fitases sobre o fitato resulta na complexação com os minerais. As enzimas fitase são capazes de desfosforilar o ácido fítico numa série de etapas para produzir produtos com menores capacidades quelantes e maiores solubilidades, eliminando o seu efeito inibidor sobre a absorção intestinal de minerais. O estudo afirma que os probióticos, como as bifidobactérias em Lactobacillus casei, foram criados por engenharia genética para expressar duas fitases sob a direção de uma nisina - a fitase de Bifidobacterium pseudocatenulatum foi produzida, exportada e ancorada na parede celular por L. casei graças ao seu promotor induzível. De acordo com o estudo, as bifidobactérias e o Lactobacillus casei libertam enzimas que podem reduzir a quantidade de fitato em alimentos fermentados. (García- Mantrana I. et. al., 2016) Muitos estudos demonstraram que a osteoporose (perda de massa óssea) e a sarcopenia (perda muscular) são as duas principais doenças que causam o envelhecimento e que estas duas doenças podem ser tratadas com uma dieta adequada de cálcio biodisponível. De acordo com os resultados de ensaios clínicos, centenas de pacientes com doenças ósseas crónicas, como a osteoporose e a osteopenia, melhoraram no prazo de seis meses após o início da terapêutica (Reddy M.S. et. al., 2011), um estudo sobre a biodisponibilidade do cálcio, do fósforo e do zinco em ratos alimentados com iogurte e iogurte de soja com Bifidobacteria, no qual o investigador observou que os estudos se concentraram recentemente nas características de biodisponibilidade do cálcio, do fósforo e do zinco provenientes de alimentos lácteos probióticos e de outras fontes alimentares. Para avaliar e comparar os efeitos terapêuticos do leite, iogurte e iogurte de soja contendo bifidobactérias na biodisponibilidade de Ca, P e Zn e na mineralização óssea em ratos, o investigador concebeu um estudo. Assim, oito grupos de ratos receberam diferentes dietas, incluindo uma dieta de base, leite de vaca, leite sem probióticos ou contendo probióticos, iogurtes (contendo Bifidobacterium lactis Bb-12 ou Bifidobacterium longum Bb-46), leite de soja e iogurtes de soja contendo apenas os probióticos acima mencionados durante 45 dias. Os resultados revelaram que os níveis séricos de Ca, P e Zn do rato tinham aumentado cerca de duas vezes em comparação com o controlo e cerca de 19-21 vezes em comparação com o controlo,

respetivamente. (El- Gawad I.A. et. al., 2014) Vários estudos concluíram que o iogurte contendo estirpes de L. reuteri, L. gasseri e L. casei aumentou a absorção de cálcio e o BMC em ratos em desenvolvimento. (McCabe L.R. et. al., 2013) Os probióticos como o Lactobacillus e o Bifidobacterium demonstraram em vários estudos que aumentam potencialmente a DMO em ratinhos e ratos OVX. (Chiang S.S. 2011, Narva M. et. al., 2004, Tomofuji T. et. al., 2012, Ghanem
K . Z.) Foi demonstrado que os probióticos como o Lactobacillus gasseri, o Lactobacillus casei e o Lactobacillus reuteri melhoram o peso ósseo em ratos em cerca de 35% mais do que o grupo de controlo e também demonstraram uma maior absorção de cálcio. Além disso, estudos demonstraram que o lactobacillus casei 393 do leite fermentado teve um impacto substancial ao aumentar a densidade da massa óssea em ratinhos OVX com BMD reduzida. (Kim J.G. et. al., 2009) Um estudo analisou a forma como o leite fermentado contendo L. paracasei e L. plantarum afectava os ratinhos OVX. Os resultados revelaram que estes animais tinham um número trabecular maior do que os ratinhos OVX e SOVX (sham- ovariectomized) utilizados como controlos. (Chiang S.S. 2011) Para estudar os efeitos de probióticos como licheniformis e subtilis em 25 pintos de um ano de idade, o investigador dividiu-os em dois grupos: um grupo de tratamento e um grupo de controlo. Os resultados revelaram que não havia diferença significativa no peso ou no consumo de ração entre os dois grupos, mas o grupo alimentado com probióticos tinha uma concentração mais elevada de prosperidade e níveis de cinzas na tíbia do que o grupo de controlo. (Mutas R. et. al., 2006) Num estudo alargado, 265 mulheres pós-menopáusicas voluntárias, com idades compreendidas entre os 40 e os 87 anos. Os investigadores mediram os níveis séricos do metabolito da vitamina D3, a hormona paratiroide e outros factores bioquímicos, como o nível de creatinina sérica, para examinar o

impacto da idade na absorção do cálcio. Entre os 265 participantes, n=47 têm entre 40 e 45 anos, n=111 têm entre 56 e 65 anos e n=25 têm mais de 75 anos. Os resultados demonstraram que a absorção de cálcio era extremamente baixa na população com idade superior a 75 anos. Também demonstraram que a vitamina D3 sérica não está associada a um declínio na absorção de cálcio e que, em idades mais avançadas da população, a absorção de cálcio é mais importante do que a síntese de vitamina D3. (Nordin B.C. et. al., 2004) Várias estirpes de BAL e Bifidobacterium têm a capacidade de afetar a densidade óssea em ratos e ratazanas OVX, e podem potencialmente exacerbar as condições de osteoporose em ratos e ratazanas OVX pós-menopáusicos. (McCabe L.R. et. al., 2013, Ghanem K.Z.) Quando o leite fermentado contendo L.paracasei (NTU-101) e L. plantrum (NTU-102) foi administrado a grupos de controlo OVX e Sham- ovariectomizados, os resultados de um estudo comparativo revelaram que o número de trabéculas era maior em ratos OVX do que em grupos de controlo Sham-Ovariectomizados. (Chiang S.S. et. al., 2011) Quando o Lactobacillus helveticus foi administrado a ratos osteoporóticos machos, o BMC e a BMD demonstraram estar aumentados. (Kwon H.K. et. al., 2010) Em comparação com grupos de controlo, foi documentado um maior peso ósseo em várias investigações utilizando L. reuteri, L. gasseri e L. casei. A Bifidobacterium longum também mostrou um impacto substancial na saúde óssea. (Yousf H. et. al., 2015) Em várias investigações que utilizaram estirpes de BAL, verificou-se que a artrite reumatoide e a doença inflamatória intestinal em modelos animais experimentais tinham benefícios terapêuticos consideráveis. (Narva M. et. al., 2004, Ghanem K.Z.) Com uma amostra de 20 mulheres pós-menopáusicas, foi utilizado um ensaio cruzado aleatório em dupla ocultação para investigar os efeitos do leite fermentado contendo L. helveticus (idade 50-78 anos). Foram realizadas duas partes do estudo: em primeiro lugar, o investigador dividiu os participantes em dois grupos, um dos quais recebeu um tratamento com leite fermentado contendo L. helveticus e o outro um tratamento de controlo; em segundo lugar, o investigador utilizou péptidos de sumo produzidos pela bactéria L. helveticus e comparou-os com um sumo de controlo. Em comparação com o grupo de controlo, o leite fermentado contendo L. helveticus teve um impacto substancial no metabolismo do cálcio, mas o sumo contendo péptidos feitos com L. helveticus não teve um impacto significativo. (Ma Y.F. et. al., 1997) Utilizando uma amostra de 76 pessoas (38 homens e 38 mulheres), o investigador conduziu uma investigação exaustiva para determinar o impacto das estirpes probióticas Lactobacillus helveticus MTCC 5463 e Streptococcus thermophilus MTCC 5460 no cálcio e nos parâmetros hematológicos em geriatria. foi entre 2012 e 2015. Os resultados demonstraram que o Lactobacillus helveticus MTCC 5463 aumenta os níveis de cálcio no sangue, sem ter qualquer impacto discernível nos marcadores hematológicos. (Gohel M.K. et. al., 2016) Um estudo utilizou ratinhos OVX para examinar como as estirpes probióticas de L. Paracasei DSM13434, L. plantarum DSM 15312 e DSM 15313 (L. mix) afectavam a perda óssea induzida por OVX. Os resultados demonstraram que a administração de L. paracasei DSM13434 e L. mix diminui a perda de osso cortical e a reabsorção óssea, reduzindo os níveis das citocinas TNFa e IL-1b e aumentando a produção de OPG, um inibidor da osteoclastogénese. (Ohlsson C. et. al., 2014) O impacto da farinha de Yacon e da Bifidobacterium longum na saúde óssea foi investigado pelo investigador. Foram utilizados 32 ratos Wistar na investigação, tendo sido criados quatro grupos a partir do modelo de estudo: o grupo de controlo não recebeu qualquer tratamento; o segundo grupo recebeu tratamento com farinha de Yacon; o terceiro grupo recebeu dieta e tratamento com B. longum; e o quarto grupo recebeu farinha de

Yacon e tratamento com B. longum. De acordo com os resultados, o grupo que recebeu tratamento dietético com B. longum, farinha de Yacon e B. longum tinha níveis mais elevados de cálcio, fósforo e magnésio do que o grupo de controlo. Em comparação com o grupo de controlo, também se verificou que a força do fator era de cerca de 8,1% para a farinha de yacon, 8,6% para a dieta com B. longum e 14,6% para a farinha de yacon com B. longum. O elemento mais crucial na prevenção da osteoporose é o maior conteúdo mineral nos ossos do grupo alimentado com farinha de yacon e B. longum. (Rodrigues F.C. et. al., 2012) Um estudo utiliza ratos hipocalcémicos para examinar como o leite fermentado afecta a utilização de componentes inorgânicos, com os resultados a indicarem que tem um impacto substancial nos ratos hipocalcémicos e é um excelente fornecedor de cálcio. (Depuis Y. 1964) Além disso, a investigação demonstrou a eficácia do iogurte no tratamento da osteoporose em pessoas idosas. (Seneca H. 1957, Bushnell P.J. 1981) O iogurte é uma fonte elevada de lactose, de acordo com várias investigações em animais e humanos, e os probióticos que contêm lactose demonstraram ter benefícios substanciais no tratamento da osteoporose. (Cochet B. et, al., 1983, Sato R. et. al., 1983, Savaiano D.A. 1984, Smith T.M. et. al., 1985, Newcomer A.D. et. al., 1987) Um estudo examinou o impacto da estirpe probiótica Bifidobacterium longum na densidade óssea, no conteúdo mineral ósseo, na remodelação óssea, na estrutura óssea e na expressão genética (genes Sparc e Bmp-) na perda óssea em ratos que tinham sido submetidos a cirurgia aos ovários. Neste caso, os três grupos de tratamento designados são: sham, OVX e OVX tratado com 1 ml de Bifidobacterium longum (108- 109 CFU/ml). Em contraste com os outros grupos, o grupo OVX tratado com B. longum registou níveis séricos mais elevados de osteocalcina e osteoblastos, ao mesmo tempo que registou níveis mais baixos de telopeptídeo C-terminal, osteoclastos e outros parâmetros de reabsorção óssea, que são os principais responsáveis pela perda óssea. (Parvaneh K. et. al., 2015) Descobriu-se também que a expressão de genes (genes Sparc e Bmp-) aumentava a densidade da massa óssea. Um estudo utilizou 24 ratos Wistar machos brancos padronizados (pesos corporais variando de 91 - 98g) divididos em quatro grupos com seis ratos cada para examinar a biodisponibilidade de cálcio de refeições à base de queijo branco incluindo probióticos. Os resultados demonstraram que, em comparação com os grupos que receberam uma dieta de controlo, os que receberam queijo branco com probióticos apresentaram uma maior biodisponibilidade de cálcio. (Klobukowski J. et. al., 2009) Os pacientes com um risco elevado de fratura e/ou aqueles que estão a receber terapias farmacológicas para a osteoporose devem tomar suplementos de cálcio. Os probióticos são microrganismos que, quando administrados em proporções suficientes, melhoram a saúde do hospedeiro, muito provavelmente através da alteração da composição e/ou da função do microbiota intestinal (GM). Foi demonstrado que o microbiota intestinal afecta uma série de determinantes da saúde óssea. Em modelos animais, os probióticos modulam tanto a reabsorção óssea mediada por osteoclastos como o crescimento ósseo mediado por osteoblastos, prevenindo a perda óssea associada à terapia com glucocorticóides, à diabetes e à privação de estrogénios. Nos seres humanos, perturbam os níveis de 25-hidroxivitamina D, bem como a ingestão e a absorção de cálcio. Reduzem também marginalmente a perda óssea em mulheres idosas pós-menopáusicas, numa extensão comparável à observada com suplementos de cálcio + vitamina D. Os produtos lácteos fermentados são uma fonte dietética de probióticos que podem atenuar os aumentos da reabsorção e perda óssea relacionados com a idade, prevenir o hiperparatiroidismo secundário e restaurar o equilíbrio do cálcio. (Rizzoli R. 2020) Vários estudos analisaram as associações entre a suplementação dietética com probióticos e a saúde óssea em mulheres na pós-menopausa, mas os resultados ainda são controversos. Realizámos esta meta-análise para avaliar os efeitos do suplemento de probióticos na densidade mineral óssea (DMO) e nos marcadores de renovação óssea em mulheres pós-menopáusicas. Foram incluídos cinco RCTs (n=497). Os suplementos probióticos foram associados a uma DMO significativamente mais elevada na coluna lombar (diferença média padronizada, DMP=0,27, IC 95% 0,09 a 0,44) do que no controlo. Não houve diferença entre os suplementos probióticos e a DMO nas ancas (DMP=0,22, IC 95% -0,07 a 0,52). Os níveis de C-telopeptídeo reticulado de colagénio tipo 1 nos grupos de tratamento foram significativamente inferiores aos do grupo placebo (SMD=-0,34, 95% CI -0,60 a -0,09). Na meta-análise de subgrupo, os níveis de fosfatase alcalina específica do osso, osteoprotegerina, osteocalcina e fator de necrose tumoral não diferiram entre os grupos probiótico e placebo. (Yu J. et. al., 2021)

10. Modelos in vitro para o estudo da absorção de cálcio

A célula de difusão de Franz é utilizada para absorver cálcio; contém dois compartimentos, um dos quais é o compartimento dador e o outro o compartimento aceitador. Com o objetivo de simular o verdadeiro estado do estômago, o autor dividiu os dois compartimentos utilizando tecido do intestino delgado do porco. Foram utilizados carbonato de cálcio, fumarato de cálcio, citrato de cálcio e gluconato de cálcio, que são todos sais de cálcio diferentes. Os resultados demonstraram que o ião de 1 mmol/l migra do compartimento doador para o compartimento aceitador, com o carbonato de cálcio a migrar a uma taxa de 100% a pH 1,3, o fumarato de cálcio a migrar a 81,2% a pH 4,2 e o citrato de cálcio a migrar a 81% a pH 6,2. O cálcio foi calculado com um espetrofotómetro UV-visível. (Dolinska B. et. al., 2011) Numa das revisões aprofundadas, o autor analisou quatro modelos, incluindo a solubilidade, a dializabilidade, o modelo gastrointestinal e o modelo CaCO-2, que é normalmente utilizado para determinar a bioacessibilidade e a biodisponibilidade do cálcio, dos carotenóides, do folato, do ferro, do magnésio, dos polifenóis, do zinco e das vitaminas B6, B12, D e E. (Etcheverry P. et. al, 2012) Modelos modernos que imitam o sistema digestivo humano estão amplamente disponíveis no mercado, tornando possível testar a biodisponibilidade de vitaminas e minerais. O modelo gastrointestinal TIM foi criado pela organização neerlandesa de investigação científica aplicada. (Afkhami F. et. al., 2007, de Jong P. et. al., 2007, Minekus M. et. al., 1995) O modelo TIM do quadro 3 reproduz o funcionamento do sistema gastrointestinal humano, acrescentando factores como o fluxo salivar, a temperatura corporal, o suco gástrico-pancreático, que contém bílis e enzimas, a temperatura corporal, o controlo do pH intestinal e o peristaltismo. Dois compartimentos controlados por computador, designados por TIM-1 e TIM-2, constituem o modelo TIM. O estômago, o duodeno, o jejuno e o íleo são reproduzidos numa câmara separada do TIM-1. O intestino grosso é modelado utilizando o TIM-2. Um dos instrumentos mais prometedores no estudo da biodisponibilidade e da absorção de nutrientes, incluindo o cálcio, é o modelo CaCO-2. O modelo CaCO-2 contém células que pertencem a uma linha de células epiteliais de adenocarcinoma do cólon humano que simula as células intestinais em cultura utilizando um meio específico. Para investigar a absorção de nutrientes da região apical para a

Para que os compartimentos basolaterais possam ser utilizados, este modelo requer que as células cresçam na superfície do poço de plástico ou dos insertos de poço Trans, o que também permite a amostragem de nutrientes de teste do local apical para o local basolateral. (Gangloff M.B. et. al., 1996, Protocolo para o modelo CaCO-2: online.org/prot/Protocols/ Protocol-for-Caco-2- cell- culture-4454.html, Galán I. et. al., 2010) Raveschot C. estudou as propriedades probióticas de 174 estirpes de Lactobacillus isoladas de produtos lácteos da Mongólia e, em particular, o seu impacto na captação e absorção intestinal de cálcio. Todos os isolados foram submetidos a um primeiro rastreio baseado na hidrofobicidade da superfície celular, na tolerância aos ácidos, na tolerância à digestão gastrointestinal, na autoagregação, na adesão e na citotoxicidade contra as células intestinais. Foram seleccionadas seis estirpes de Lactobacillus de diferentes espécies (L. casei, L. kefiranofaciens, L. plantarum, L. fermentum, L. helveticus e L. delbrueckii) e o seu impacto na absorção e transporte intestinal de cálcio foi investigado utilizando Caco-2. Cinco estirpes foram capazes de melhorar o transporte total de cálcio após 24 horas de contacto com uma monocamada de células Caco-2 diferenciadas. Concomitantemente, a estirpe L. plantarum foi capaz de aumentar a absorção celular de cálcio nas células Caco-2 em

10% em comparação com as condições de controlo. Para determinar a(s) via(s) de absorção de cálcio modulada(s) pelas estirpes, foi efectuado um estudo baseado em qPCR em 4 genes relacionados com o metabolismo do cálcio/vitamina D ou com a integridade das junções apertadas em células intestinais secretoras de muco HT-29 MTX. A estirpe L. plantarum modula a via transcelular, regulando a expressão do recetor da vitamina D (1,79 vezes superior ao controlo) e do transportador de cálcio (4,77 vezes superior ao controlo), enquanto a estirpe L. delbrueckii actua na via paracelular, modulando a expressão da claudina-2 (2,83 vezes superior ao controlo). Este trabalho realça o impacto das estirpes probióticas de Lactobacillus na absorção intestinal de cálcio e, pela primeira vez, fornece alguns dados sobre as vias celulares envolvidas. (Raveschot C. et. al., 2020) Aljewicz M. estudou o efeito da cultura probiótica Lactobacillus rhamnosus HN001 na disponibilidade de cálcio, magnésio, zinco, fósforo e potássio. Devido a 14 variações na taxa de fermentação do ácido lático, as concentrações de cálcio foram significativamente 15 mais elevadas nos produtos semelhantes a queijo do que nos queijos curados. Os teores dos restantes minerais eram comparáveis nos queijos curados e nos produtos semelhantes a queijo. A hidrólise enzimática in vitro 17 revelou que o cálcio era o elemento menos disponível (~16%). A disponibilidade média de 18 fósforo, potássio, zinco e magnésio foi significativamente mais elevada, com ~94%, 69%, 65% e 58%, respetivamente. A disponibilidade mais elevada de Ca, Mg e Zn foi observada em produtos semelhantes a queijo curado20 e a mais baixa foi observada em queijo tipo suíço. A maior disponibilidade de P e K foi 21 observada nos queijos curados, mas a diferença não foi significativa. A adição de L. 22 rhamnosus HN001 aumentou significativamente a disponibilidade de cálcio e magnésio do 23 queijo tipo holandês e a disponibilidade de potássio e fósforo de produtos semelhantes a queijo.

(Aljewicz M. 2015)

Tabela 4. Produtos probióticos disponíveis no mercado

Sr. No	**Product Name**	**Strain**	**CFUs**
1	Yakult	*Lactobacillus Casei Shirota*	6.5 Billion perunit
2	GoodBelly	*Lactobacillus plantrum (Lp299v)*	20 Billion per 8 oz serving
3	Dan Active	*Lactobacillus Casei*	10 Billion per 93 ml
4	Kyo – Dophilu s powder/capsules	*L.gasseri, Bifidobacterim bifidum, B.longum,*	1.5 Billion perserving
6	Cocobiotic	*L.acidophilus, L.dulbreukii, Saccharomyces boulardii, S.cervisiae,*	4 Billion
7	Nestle Actiplus Probiotics Dahi	*L.acidophilus*	-

11. Conclusão

Os nutrientes são importantes para o crescimento e o funcionamento saudável do corpo humano. A biodisponibilidade dos nutrientes é mais importante do que o facto de haver uma quantidade adequada de nutrientes na dieta. Um produto lácteo que contenha probióticos também oferece uma variedade de minerais importantes, como o cálcio e as proteínas. A criação de ossos e dentes, bem como o controlo de enzimas e muitos outros processos, são apenas algumas das funções que o cálcio, um dos minerais essenciais, desempenha no corpo humano. Cerca de 99% do cálcio está contido nos dentes e nos ossos, o que faz dele a vitamina mais importante. Muitos estudos revelaram que, em algumas populações, o consumo de uma quantidade adequada de cálcio reduz o risco de fratura, osteoporose, hipoglicemia e diabetes. O presente estudo fornece informações sobre a relação entre os probióticos e o cálcio, proporcionando uma maior biodisponibilidade do cálcio e prometendo uma melhor saúde óssea. Vários estudos revelaram que os probióticos têm um papel fundamental na melhoria da captação e absorção de cálcio. Os probióticos têm um impacto substancial na absorção de cálcio e, consequentemente, na biodisponibilidade, de acordo com o estudo de revisão nesta área. Além disso, o estudo centra-se numa breve panorâmica de numerosas investigações e modelos in vitro relacionados com os fenómenos de absorção e captação de cálcio. De acordo com os conhecimentos actuais, o cálcio tem um papel significativo na proteção contra doenças ósseas e na garantia de uma vida saudável para pessoas de todas as idades. Vários estudos demonstraram de forma conclusiva como os probióticos afectam a saúde humana através de uma variedade de mecanismos. Segundo os estudos, os probióticos têm uma influência importante na biodisponibilidade do cálcio. Devido à baixa biodisponibilidade das formulações de cálcio atualmente comercializadas, que não satisfazem as necessidades diárias de cálcio, a biodisponibilidade do cálcio tem sido o maior obstáculo até à data. Ao adicionar estirpes probióticas especializadas aos suplementos nutricionais, podemos assegurar completamente a biodisponibilidade de todos os nutrientes, incluindo o cálcio, e resolver os desafios da biodisponibilidade do cálcio. A necessidade de encontrar estirpes que afectem particularmente a biodisponibilidade do cálcio com estabilidade a longo prazo na fortificação também pode ser satisfeita através da criação de formulações em pó estáveis e acessíveis de uma estirpe selectiva que possa ser adicionada a qualquer bebida, refeição ou produto alimentar para uma absorção óptima dos nutrientes. As populações que não podem pagar medicamentos e suplementos vitamínicos dispendiosos podem ter a certeza da sua saúde geral, incluindo a saúde óssea, com a utilização de tal formulação.

12. Referências

Brothwell DR, Brothwell P. Food in antiquity: a survey of the diet of early peoples. JHU Press; 1998 Jan 22.

Orrhage K, Brismar B, Nord CE. Effect of supplements with Bifidobacterium longum and Lactobacillus acidophilus on the intestinal microbiota during administration of clindamycin. Microbial ecology in health and disease. 1994 Jan 1;7(1):17-25.

Gorbach S. Probióticos no terceiro milénio. Digestive and Liver Disease. 2002 Sep 1;34:S2-7.

Parvez S, Malik KA, Ah Kang S, Kim HY. Os probióticos e os seus produtos alimentares fermentados são benéficos para a saúde. Journal of applied microbiology. 2006 Jun 1;100(6):1171-85.

Satyanarayana U. Text book of Biochemistry Third edition, Books & Allied (P) - Ltd, Kolkata, Índia, 404-407 e 123-128

Beto JA. O papel do cálcio no envelhecimento humano. Pesquisa em nutrição clínica. 2015 Jan;4(1):1.

Dietary guidelines for Indians, National Institute of Nutrition Hyderabad - 500 007, Índia Disponível em: http://ninindia.org/dietaryguidelines

forninwebsite.pdf

Base de dados nutricional nacional do USDA Disponível em: http://www.nal.usda.gov/fnic/foodcomp/Data/ SR17/wtrank/sr17w301.pdf

Calcium dietary supplement fact sheet Disponível em: supplements.info.nih.gov/ factsheets/calcium.asp

Guéguen L, Pointillart A. The bioavailability of dietary calcium. Journal of the American College of Nutrition. 2000 Apr 1;19(sup2):119S-36S.

Fullmer CS. Intestinal calcium absorption: calcium entry. The Journal of nutrition. 1992 Mar 1;122:644- 50.

Peng JB, Chen XZ, Berger UV, Vassilev PM, Tsukaguchi H, Brown EM, Hediger MA. Molecular cloning and characterization of a channel-like transporter mediating intestinal calcium absorption. Journal of Biological Chemistry. 1999 Aug 6;274(32):22739-46.

Barger-Lux MJ, Heaney RP, Recker RR. Time course of calcium absorption in humans: evidence for a colonic component. Calcified tissue international. 1989 Sep;44:308-11.

Younes H, Demigné C, Rémésy C. Acidic fermentation in the caecum increases absorption of calcium and magnesium in the large intestine of the rat. British Journal of Nutrition. 1996 Feb;75(2):301- 14.

Nordin BC, Need AG, Morris HA, D O'Loughlin P, Horowitz M. Effect of age on calcium absorption in postmenopausal women. The American journal of clinical nutrition. 2004 Oct 1;80(4):998-1002.

Scholz-Ahrens KE, Ade P, Marten B, Weber P, Timm W, Asil Y, Glüer CC, Schrezenmeir J. Prebióticos, probióticos e simbióticos afectam os minerais

Absorção, conteúdo mineral ósseo e estrutura óssea1. The Journal of nutrition. 2007 Mar 1;137(3):838S-46S.

Klobukowski JA, Skibniewska KA, Kowalski IM. Biodisponibilidade do cálcio dos produtos lácteos e sua libertação dos alimentos por digestão in vitro. Journal of Elementology. 2014;19(1).

Campbell JM, Fahey Jr GC, Wolf BW. Selected indigestible oligosaccharides affect large bowel mass, cecal and fecal short-chain fatty acids, pH and microflora in rats. The Journal of nutrition. 1997 Jan 1;127(1):130-6.

Parvaneh K, Jamaluddin R, Karimi G, Erfani R. Effect of probiotics supplementation on bone mineral content and bone mass density (Efeito da suplementação com probióticos no conteúdo mineral ósseo e na densidade da massa óssea). O Jornal Científico Mundial. 2014 Oct;2014.

Lopez HW, Coudray C, Levrat-Verny MA, Feillet-Coudray C, Demigné C, Rémésy C. Os fruto-oligossacáridos aumentam a absorção aparente de minerais e neutralizam os efeitos deletérios do ácido fítico na homeostase mineral dos ratos. The Journal of nutritional biochemistry. 2000 Oct 1;11(10):500-8.

Lan GQ, Abdullah N, Jalaludin S, Ho YW. Eficácia da suplementação de uma cultura bacteriana produtora de fitase no desempenho e na utilização de nutrientes de frangos de carne alimentados com dietas à base de farinha de milho. Poultry science. 2002 Oct 1;81(10):1522-32.

Chiang SS, Pan TM. Efeitos anti-osteoporóticos do leite desnatado de soja fermentado com Lactobacillus na densidade mineral óssea e na microestrutura do osso femoral em ratos ovariectomizados. Journal of Agricultural and Food Chemistry. 2011 Jul 27;59(14):7734-42.

Villa ML, Marcus R, Delay RR, Kelsey JL. Factors contributing to skeletal health of postmenopausal Mexican-American women. Journal of Bone and Mineral Research. 1995 Aug;10(8):1233-42.

Weber. The role of vitamins in the prevention of osteoporosis - a brief status report. Revista internacional de investigação sobre vitaminas e nutrição.

1999 May 1;69(3):194-7.

Matar C, Amiot J, Savoie L, Goulet J. The effect of milk fermentation by Lactobacillus helveticus on the release of peptides during in vitro digestion. Journal of Dairy Science. 1996 Jun 1;79(6):971-9.

Ma YF, Stimpel M, Liang H, Pun S, Jee WS. Impact of antihypertensive therapy on the skeleton: effects of moexipril and hydrochlorothiazide on osteopenia in spontaneously hypertensive ovariectomized rats. Journal of endocrinology. 1997 Sep 1;154(3):467-74.

Narva M, Nevala R, Poussa T, Korpela R. The effect of Lactobacillus helveticus fermented milk on acute changes in calcium metabolism in postmenopausal women. European Journal of Nutrition. 2004 Apr;43:61-8.

Baek KH, Oh KW, Lee WY, Lee SS, Kim MK, Kwon HS, Rhee EJ, Han JH, Song KH, Cha BY, Lee KW. Associação do stress oxidativo com a osteoporose pós-menopausa e os efeitos do peróxido de hidrogénio na formação de osteoclastos em culturas de células da medula óssea humana. Calcified tissue international. 2010 Sep;87:226-35.

McCabe LR, Irwin R, Schaefer L, Britton RA. A utilização de probióticos diminui a inflamação intestinal e aumenta a densidade óssea em ratos saudáveis do sexo masculino, mas não do sexo feminino. Journal of cellular physiology. 2013 Aug;228(8):1793-8.

Reddy MS, Reddy DR. Anti-envelhecimento: Revisão e Estudo Clínico Experimental de Cálcio Biodisponível - Probióticos e o seu Efeito na Reversão da Osteopenia, Osteoporose e outras Condições de Saúde Comuns e Crónicas. Jornal Internacional de Ciências Farmacêuticas e Nanotecnologia (IJPSN). 2011 Jan 31;4(3):1436-45.

Sjogren K, Engdahl C, Henning P, Lerner UH, Tremaroli V, Lagerquist MK, Backhed F, Ohlsson C. The gut microbiota regulates bone mass in mice. Journal of bone and mineral research. 2012 Jun 1;27(6):1357-67.

Lin PW, Nasr TR, Berardinelli AJ, Kumar A, Neish AS. O probiótico Lactobacillus GG pode aumentar a defesa intestinal do hospedeiro, regulando a apoptose e promovendo respostas citoprotectoras no intestino murino em desenvolvimento. Pediatric research. 2008 Nov;64(5):511- 6.

Zeng H, Wu H, Sloane V, Jones R, Yu Y, Lin P, Gewirtz AT, Neish AS. Flagellin/TLR5 responses in epithelia reveal intertwined activation of inflammatory and apoptotic pathways. American Journal of Physiology-Gastrointestinal and Liver Physiology. 2006 Jan;290(1):G96-108.

Guma M, Firestein GS. Suplemento 2: C-Jun N-terminal kinase in inflammation and rheumatic diseases. The Open Rheumatology Journal. 2012;6:220. Yanagihara S, Fukuda S, Ohno H, Yamamoto N. A exposição ao probiótico Lactobacillus acidophilus L-92 modula os perfis de expressão genética das células epiteliais Caco-2. Journal of Medicinal Food. 2012 Jun

1;15(6):511-9.

De Vrese M, Schrezenmeir AJ. Probióticos, prebióticos e simbióticos. Food biotechnology. 2008:1-66.

Villa ML, Marcus R, Delay RR, Kelsey JL. Factors contributing to skeletal health of postmenopausal Mexican-American women. Journal of Bone and Mineral Research. 1995 Aug;10(8):1233-42.

Hancock R, Viola R. The use of micro-organisms for L-ascorbic acid production: current status and future perspectives. Applied Microbiology and Biotechnology. 2001 Sep;56:567- 76.

Gilman Jennifer , Cashman Kevin D. The effect of probiotic bacteria on transepithelial calcium transport and calcium uptake in human intestinal- like caco-2 Cells Horizon Scientific Press 2006; 7(5-6): 1-6.

Bergillos-Meca T, Navarro-Alarcón M, Cabrera-Vique C, Artacho R, Olalla M, Giménez R, Moreno-Montoro M, Ruiz-Bravo A, Lasserrot A, Ruiz-López MD. A estirpe bacteriana probiótica Lactobacillus fermentum D3 aumenta in vitro a biodisponibilidade de Ca, P e Zn no leite de cabra fermentado. Biological trace element research. 2013 Feb;151:307-14.

Garcia-Mantrana I, Yebra MJ, Haros M, Monedero V. Expressão de fitases bifidobacterianas em Lactobacillus casei e sua aplicação num modelo alimentar de pão integral de massa fermentada. International Journal of Food Microbiology. 2016 Jan 4;216:18-24.

El-Gawad IA, Mehriz AE, Saleh FA, Rayan EA. Biodisponibilidade de Ca, P e Zn e mineralização óssea em ratos alimentados com iogurte e iogurte de soja contendo bifidobactérias. Jornal Europeu de Nutrição e Segurança Alimentar. 2014 Feb 2;4(2):110-26.

Tomofuji T, Ekuni D, Azuma T, Irie K, Endo Y, Yamamoto T, Ishikado A, Sato T, Harada K, Suido H, Morita M. Supplementation of broccoli or Bifidobacterium longum -fermented broccoli suppresses serum lipid peroxidation and osteoclast differentiation on alveolar bone surface in rats fed a high-cholesterol diet. Nutrition Research. 2012 Abr 1;32(4):301-7.

Ghanem KZ, Badawy IH, Abdel-Salam AM. Influência do iogurte e do iogurte probiótico na absorção de cálcio, magnésio, ferro e mineralização óssea em ratos.

Kim JG, Lee E, Kim SH, Whang KY, Oh S, Imm JY. Effects of a Lactobacillus casei 393 fermented milk product on bone metabolism in ovariectomised rats. International Dairy Journal. 2009 Nov 1;19(11):690-5.

Mutus R, Kocabagli N, Alp M, Acar NÜ, Eren MU, Gezen §§. O efeito da suplementação com probióticos na dieta sobre as características e a força do osso tibial em frangos de corte. Poultry science. 2006 Sep 1;85(9):1621-5.

Kwon HK, Lee CG, So JS, Chae CS, Hwang JS, Sahoo A, Nam JH, Rhee JH, Hwang KC, Im SH. A geração de células dendríticas reguladoras e de células T CD4+ Foxp3+ pela administração de probióticos suprime as doenças imunitárias. Actas da Academia Nacional de Ciências. 2010 Feb 2;107(5):2159-64.

Yousf H, Tomar GB, Kr Srivastava R. Probiotics and bone health: it takes GUTS to improve bone density. Int J Immunother Cancer Res 1 (1): 018. 2015;22.

Ghanem KZ, Badawy IH, Abdel-Salam AM. Influência do iogurte e do iogurte probiótico na absorção de cálcio, magnésio, ferro e mineralização óssea em ratos.

Gohel MK, Prajapati JB, Mudgal SV, Pandya HV, Singh US, Trivedi SS, Phatak AG, Patel RM. Effect of probiotic dietary intervention on calcium and haematological parameters in geriatrics (Efeito da intervenção dietética probiótica no cálcio e nos parâmetros hematológicos em geriatria). Jornal de Investigação Clínica e de Diagnóstico: JCDR. 2016 Apr;10(4):LC05.

Ohlsson C, Engdahl C, Fâk F, Andersson A, Windahl SH, Farman HH, Movérare-Skrtic S, Islander U, Sjogren K. Os probióticos protegem os ratos da perda óssea cortical induzida pela ovariectomia. PloS one. 2014 Mar

17;9(3):e92368.

Rodrigues FC, Castro AS, Rodrigues VC, Fernandes SA, Fontes EA, de Oliveira TT, Martino HS, de Luces Fortes Ferreira CL. Farinha de Yacon e Bifidobacterium longum modulam a saúde óssea em ratos. Journal of medicinal food. 2012 Jul 1;15(7):664-70.

Depuis Y. Leite fermentado e utilização de constituintes inorgânicos Ann. Bull Int Dairy Fed 1964; 3: 36-43.

Seneca H, Gaymont S. Clinical uses of yogurt. Jornal da Sociedade Americana de Geriatria. 1957 Nov;5(11):932-5.

Bushnell PJ, DeLuca HF. Lactose facilita a absorção intestinal de chumbo em ratos desmamados. Science. 1981 Jan 2;211(4477):61-3.

Cochet B, Jung A, Griessen M, Bartholdi P, Schaller P, Alfred D. Effects of lactose on intestinal calcium absorption in normal and lactase-deficient subjects. Gastroenterology. 1983 May 1;84(5):935-40.

SATO R, NOGUCHI T, NAITO H. Effect of lactose on calcium absorption from the rat small intestine with a non-flushed ligated loop. Journal of nutritional science and vitaminology. 1983;29(3):365-73.

Savaiano DA, Levitt MD. Aspectos nutricionais e terapêuticos dos produtos lácteos fermentados. Revista ASDC de odontologia para crianças. 1984 Jul 1;51(4):305-8.

Smith TM, Kolars JC, Savaiano DA, Levitt MD. Absorção de cálcio do leite e do iogurte. The American journal of clinical nutrition. 1985 Dec 1;42(6):1197-200.

NEWCOMER AD, HODGSON SF, McGILL DB, THOMAS PJ. Deficiência de lactase: prevalência na osteoporose. Annals of Internal Medicine. 1978 Aug 1;89(2):218-20.

Parvaneh K, Ebrahimi M, Sabran MR, Karimi G, Hwei AN, Abdul-Majeed S, Ahmad Z, Ibrahim Z, Jamaluddin R. Os probióticos (Bifidobacterium longum) aumentam a densidade da massa óssea e regulam positivamente os genes Sparc e Bmp-2 em ratos com perda óssea resultante de ovariectomia. BioMed research international. 2015 Oct;2015.

Klobukowski J, Modzelewska-Kapitula M, Kornacki K. Biodisponibilidade de cálcio de dietas à base de queijo branco contendo probióticos ou sinbióticos num estudo de curta duração em ratos. Pak. J. Nutr. 2009 Nov 4;8(7):933- 6.

Dolinska B, Mikulska A, Caban A, Ostrozka-Cieslik A, Ryszka F. Um modelo para a permeação de cálcio no intestino delgado. Investigação biológica de oligoelementos. 2011 Sep;142:456-64.

Etcheverry P, Grusak MA, Fleige LE. Application of in vitro bioaccessibility and bioavailability methods for calcium, carotenoids, folate, iron, magnesium, polyphenols, zinc, and vitamins B6, B12, D, and E. Frontiers in physiology. 2012 Aug 6;3:317.

Afkhami F, Ouyang W, Chen H, Lawuyi B, Lim T, Prakash S. Impact of orally administered microcapsules on gastrointestinal microbial flora: in-vitro investigation using computer controlled dynamic human gastrointestinal model. Artificial cells, blood substitutes, and biotechnology (Células artificiais, substitutos do sangue e biotecnologia). 2007 Jan 1;35(4):359-75.

de Jong P, Vissers MM, van der Meer R, Bovee-Oudenhoven IM. Modelo in silico como ferramenta para interpretação de estudos dc infeção intestinal. Applied and environmental microbiology. 2007 Jan 15;73(2):508-15.

Minekus M, Marteau P, Havenaar R, Veld JH. Um modelo dinâmico multicompartimental controlado por computador que simula o estômago e o intestino delgado. Alternatives to laboratory animals. 1995 Mar;23(2):197-209.

Etienne-Mesmin L, Livrelli V, Privat M, Denis S, Cardot JM, Alric M, Blanquet-Diot S. Effect of a new probiotic Saccharomyces cerevisiae strain on survival of Escherichia coli O157: H7 in a dynamic gastrointestinal model. Applied and environmental microbiology. 2011 Feb 1;77(3):1127-31.

Gangloff MB, Lai C, Van Campen DR, Miller DD, Norvell WA, Glahn RP. Ferrous iron uptake but not transfer is down-regulated in Caco-2 cells grown in high iron serum-free medium. The Journal of nutrition. 1996 Dec 1;126(12):3118-27.

Protocolo para o modelo CaCO-2 online.org/prot/Protocols/ Protocol-for-Caco-2- cell- culture-4454.html

Galán I, García ML, Selgas MD. Efeitos da irradiação em hambúrgueres enriquecidos com ácido fólico. Meat science. 2010 Mar 1;84(3):437-43.

Solanki HK, Mistry AZ, Shah DA, Prajapati VD. Emerging Trends of Probiotics in Formulation Development as a Biotherapeutics Agent (Tendências emergentes dos probióticos no desenvolvimento de formulações como agente bioterapêutico). Jornal Asiático de Investigação Farmacêutica e Cuidados de Saúde. 2012:42-51.

Fontana L, Bermudez-Brito M, Plaza-Diaz J, Munoz- Quezada S, Gil A. Sources, isolation, characterisation and evaluation of probiotics. Revista britânica de nutrição. 2013 Jan;109(S2):S35-50.

Guarner F, Khan AG, Garisch J, Eliakim R, Gangl A, Thomson A, Krabshuis J, Lemair T, Kaufmann P, De Paula JA, Fedorak R. World gastroenterology organization global guidelines: probiotics and prebiotics october 2011. Journal of clinical

gastroenterologia. 2012 Jul 1;46(6):468-81.

Rizzoli R, Biver E. Os probióticos são o novo cálcio e vitamina D para a saúde óssea? Relatórios actuais de osteoporose. 2020 Jun;18:273-84.

Suvarna VC, Boby VU. Probióticos na saúde humana: Uma avaliação atual. Ciência atual. 2005 Jun 10;88(11):1744-8.

Kerry RG, Patra JK, Gouda S, Park Y, Shin HS, Das G. Benefício dos probióticos para a saúde humana: A review. Jornal de análise de alimentos e medicamentos. 2018 Jul 1;26(3):927-39.

Singh K, Kallali B, Kumar A, Thaker V. Probióticos: A review. Jornal do Pacífico Asiático de Biomedicina Tropical. 2011 Oct 1;1(2):S287-90.

Raveschot C, Coutte F, Frémont M, Vaeremans M, Dugersuren J, Demberel S, Drider D, Dhulster P, Flahaut C, Cudennec B. As estirpes probióticas de Lactobacillus da Mongólia melhoram o transporte e a absorção de cálcio pelas células intestinais in vitro. Investigação alimentar internacional. 2020

Jul 1;133:109201.

Aljewicz M, Cichosz G. The effect of probiotic Lactobacillus rhamnosus HN001 on the in vitro availability of minerals from cheeses and cheese-like products. LWT-Ciência e Tecnologia Alimentar. 2015 Mar 1;60(2):841-7.

Yu J, Cao G, Yuan S, Luo C, Yu J, Cai M. Probiotic supplements and bone health in postmenopausal women: a meta-analysis of randomised controlled trials. BMJ aberto. 2021 Mar 1;11(3):e041393.

Harsh B, Sangita J. Role of Probiotics in Human Health (Papel dos probióticos na saúde humana). Cureus. 2022;14(11).

Seo, G., Shimizu, K., Sasatsu, M., & Kono, M. (1989). Inibição do crescimento de algumas estirpes enteropatogénicas em culturas mistas de Streptococcus faecalis e Clostridium butyricum.

Kotsinas A, Spandidos DA, Romanowski P, Wyllie AH. Relative expression of wild-type and activated Ki-ras2 oncogene in colorectal carcinomas. International Journal of Oncology. 1993 Nov 1;3(5):841-5.

Saavedra JM, Bauman NA, Perman JA, Yolken RH, Oung I. Feeding of Bifidobacterium bifidum and Streptococcus thermophilus to infants in hospital for prevention of diarrhoea and shedding of rotavirus. The lancet.

1994 Oct 15;344(8929):1046-9.

Black FT, Andersen PL, 0rskov J, 0rskov F, Gaarslev K, Laulund S. Prophylactic efficacy of lactobacilli on traveler's diarrhea. InTravel Medicine: Proceedings of the First Conference on International Travel Medicine, Zürich, Switzerland, 5-8 April 1988 1989 (pp. 333-335). Berlim, Heidelberg: Springer Berlin Heidelberg.

Niedzielin, Krzysztof et al. "Nova possibilidade no tratamento da síndrome do cólon irritável: Os probióticos como modificação da microflora do cólon*". Gastroenterology 114 (1998).

Carding S, Verbeke K, Vipond DT, Corfe BM, Owen LJ. Dysbiosis of the gut microbiota in disease. Ecologia microbiana em saúde e doença. 2015 Dez 1;26(1):26191.

Ouwehand AC, Tolkko S, Kulmala J, Salminen S, Salminen E. Adhesion of inactivated probiotic strains to intestinal mucus. Letters in Applied Microbiology. 2000 Jul 1;31(1):82- 6.

Blaabjerg S, Artzi DM, Aabenhus R. Probiotics for the prevention of antibiotic-associated diarrhea in outpatients-a systematic review and meta-analysis. Antibiotics. 2017 Oct 12;6(4):21.

Vanderhoof JA, Whitney DB, Antonson DL, Hanner TL, Lupo JV, Young RJ. Lactobacillus GG in the prevention of antibiotic-associated diarrhea in children (Lactobacillus GG na prevenção de diarreia associada a antibióticos em crianças). The Journal of pediatrics. 1999 Nov 1;135(5):564-8.

Oyetayo VO, Oyetayo FL. Potencial dos probióticos como agentes bioterapêuticos que visam o sistema imunitário inato. Jornal Africano de Biotecnologia. 2005 Aug 11;4(2):123-7.

Salminen S, von Wright A, Morelli L, Marteau P, Brassart D, de Vos WM, Fondén R, Saxelin M, Collins K, Mogensen G, Birkeland SE. Demonstração da segurança dos probióticos - uma revisão. Revista internacional de microbiologia alimentar. 1998 Oct 20;44(1-2):93-106.

Das S, Choudhuri D. Role of dietary calcium and its possible mechanism against metabolic disorders: a concise review. Jornal de Bioquímica Alimentar. 2021 Abr;45(4):e13697.

Cashman K. Prebiotics and calcium bioavailability (Prebióticos e biodisponibilidade do cálcio). Current Issues in Intestinal Microbiology. 2003 Mar 1;4(1):21-32.

Ilesanmi-Oyelere BL, Kruger MC. The role of milk components, pro-, pre-, and synbiotic foods in calcium absorption and bone health maintenance. Fronteiras em Nutrição. 2020 Sep 23;7:578702.

Thorning TK, Bertram HC, Bonjour JP, De Groot L, Dupont D, Feeney E, Ipsen R, Lecerf JM, Mackie A, McKinley MC, Michalski MC. Matriz láctea completa ou nutrientes individuais na avaliação dos efeitos na saúde: provas actuais e lacunas de conhecimento. O jornal americano de nutrição clínica. 2017 maio 1;105(5):1033-45.

Geiker NR, Molgaard C, Iuliano S, Rizzoli R, Manios Y, Van Loon LJ, Lecerf JM, Moschonis G, Reginster JY, Givens I, Astrup A. Impact of whole dairy matrix on musculoskeletal health and aging-current knowledge and research gaps. Osteoporosis International. 2020 Abr;31:601-15.

Manios Y, Moschonis G, Trovas G, Lyritis GP. Changes in biochemical indexes of bone metabolism and bone mineral density after a 12-mo dietary intervention program: the Postmenopausal Health Study. The American journal of clinical nutrition. 2007 Sep 1;86(3):781-9.

Bonjour JP, Brandolini-Bunlon M, Boirie Y, Morel-Laporte F, Braesco V, Bertiere MC, Souberbielle JC. Inhibition of bone turnover by milk intake in postmenopausal women. British journal of nutrition. 2008 Oct;100(4):866-74.

Thorpe MP, Jacobson EH, Layman DK, He X, Kris-Etherton PM, Evans EM. A Diet High in Protein, Dairy, and Calcium Attenuates Bone Loss over Twelve Months of Weight Loss and Maintenance Relative to a Conventional High-Carbohydrate Diet in Adults3. The Journal of nutrition. 2008 Jun 1;138(6):1096-100.

Adolphi B, Scholz-Ahrens KE, de Vrese M, Açil Y, Laue C, Schrezenmeir J. Short-term effect of bedtime consumption of fermented milk supplemented with calcium, inulin-type fructans and caseinphosphopeptides on bone metabolism in healthy, postmenopausal women. European journal of nutrition. 2009 Feb;48:45-53.

Kruger MC, Schollum LM, Kuhn-Sherlock B, Hestiantoro A, Wijanto P, Li-Yu J, Agdeppa I, Todd JM, Eastell R. The effect of a fortified milk drink on vitamin D status and bone turnover in post- menopausal women from South East Asia. Bone. 2010 Mar 1;46(3):759- 67.

Josse AR, Tang JE, Tarnopolsky MA, Phillips SM. Body composition and strength changes in women with milk and resistance exercise (Alterações na composição corporal e na força em mulheres com leite e exercício de resistência). Medicine & Science in Sports & Exercise. 2010 Jun 1;42(6):1122- 30.

Kruger MC, Ha PC, Todd JM, Kuhn-Sherlock B, Schollum LM, Ma J, Qin G, Lau E. High calcium, vitamin D fortified milk is effective in improving bone turnover markers an d vitamin D status in healthy postmenopausal Chinese women. Revista Europeia de Nutrição Clínica. 2012 Jul;66(7):856-61.

Bonjour JP, Benoit V, Rousseau B, Souberbielle JC. O consumo de queijo branco de pasta mole enriquecido com vitamina D e cálcio reduz o marcador bioquímico de reabsorção óssea TRAP 5b em mulheres pós-menopáusicas com risco moderado de fratura por osteoporose. The Journal of nutrition. 2012 Abr 1;142(4):698-703.

Bonjour JP, Benoit V, Payen F, Kraenzlin M. O consumo de iogurtes fortificados com vitamina D e cálcio reduz a hormona paratiroide sérica e os marcadores de reabsorção óssea: um ensaio controlado aleatório em dupla ocultação em mulheres idosas institucionalizadas. The Journal of Clinical Endocrinology & Metabolism. 2013 Jul 1;98(7):2915-21.

Otle S, editor. Probiotics and Prebiotics in Food, Nutrition and Health (Probióticos e Prebióticos na Alimentação, Nutrição e Saúde).

Cremonini F, Di Caro S, Nista EC, Bartolozzi F, Capelli G, Gasbarrini G, et al. Meta-análise: o efeito da administração de probióticos na diarreia associada a antibióticos. Aliment Pharmacol Ther. (2002) 16:1461-7.

Markowiak P, Slizewska K. Effects of probiotics, prebiotics, and synbiotics on human health (Efeitos dos probióticos, prebióticos e simbióticos na saúde humana). Nutrientes. (2017) 9:1021.

Prabhurajeshwar C, Chandrakanth K. Avaliação das propriedades antimicrobianas e das suas substâncias contra bactérias patogénicas in vitro por estirpes probióticas de Lactobacilli isoladas de iogurte comercial. Clin Nutr Exp. (2019) 23:97-115.

Górska A, Przystupski D, Niemczura MJ, Kulbacka J. Bactérias probióticas: uma ferramenta promissora na prevenção e terapia do cancro. Curr Microbiol. (2019): 76:939-49.

Kothari D, Patel S, Kim S-K. Os suplementos probióticos podem não ser universalmente eficazes e seguros: uma revisão. Farmacoterapia Biomédica. (2019) 111:537-47.

McCabe LR, Parameswaran N. Avanços na regulação probiótica do metabolismo ósseo e mineral. Calcif Tissue Int. (2018) 102: 480-8.

Nilsson A, Sundh D, Backhed F, Lorentzon M. Lactobacillus reuteri reduz a perda óssea em mulheres idosas com baixa densidade mineral óssea: um ensaio clínico randomizado, controlado por placebo, duplo-cego. J Intern Med. (2018) 284:307-17.

Jafarnejad S, Djafarian K, Fazeli MR, Yekaninejad MS, Rostamian A, Keshavarz SA. Efeitos de um suplemento probiótico multiespécie na saúde óssea em mulheres pós-menopáusicas osteopénicas: um ensaio aleatório, duplamente cego e controlado. J Am Coll Nutr. (2017) 36:497-506.

Lambert MNT, Thybo CB, Lykkeboe S, Rasmussen LM, Frette X, Christensen LP, et al. As isoflavonas biodisponíveis combinadas e os probióticos melhoram o estado ósseo e o metabolismo do estrogénio em mulheres osteopénicas pós-menopáusicas: um ensaio controlado aleatório.

Am J Clin Nutr. (2017) 106:909-20.

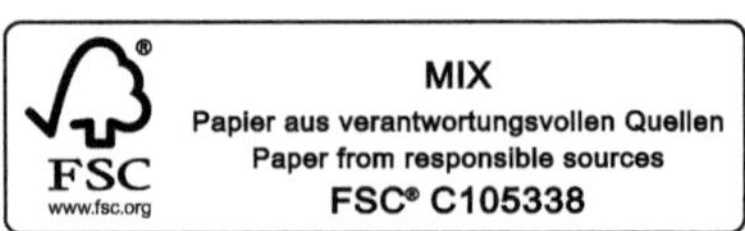

Printed by Books on Demand GmbH, Norderstedt / Germany